このCDの聞き方

この「自律神経が整うCD」は自律神経にとって最高のクスリ──言わば「聞くクスリ」です。このクスリにはコツもポイントもありません。ただ、流れてくる音楽に耳を傾けていればいいだけです。

ただ、2通りの使い方ができます。ひとつは「予防のための使い方」。普段からこの音楽をBGMとしてかけ、毎日の体調管理に幅広く役立てるという使い方です。自律神経の乱れから健康や美容などに悪影響が出るのを未然に「予防」します。

もうひとつは「治療としての使い方」。嫌なことがあって落ち込んだときや何かのトラブルで悩んでいるとき、音楽によって、乱れた状態を〝治そう〟という使い方です。このCDは、心身のコンディションが落ち込んだとき、平常モードにリセットするのにたいへん役に立ちます。

クスリの〝用法〟ですが、CDの9曲は、どの順番で聞いても構いません。最初から順に聞いてもいいし、ランダムに聞いてもいい。とくに気に入った曲があれば、その曲だけを繰り返し聞いてもOKです。聞く時間もとくに決まりはなし。10分間集中して聞いてもいいし、BGMとして1日中聞いていても構いません。

目　次

このCDの聞き方 01

第1部
なぜ、聞くだけで、自律神経のバランスが整うのか？

なぜ、自律神経は大切なの？ ………… 05

そもそも自律神経ってどんな働きをするの？
自律神経ってどういうものなの？
自律神経のバランスが崩れると……
① 交感神経が優位になった場合 ………… 07
② 副交感神経が優位になった場合 ………… 08
③ 交感神経、副交感神経ともに低い場合 ………… 09

だから自律神経のバランスが大切！
でも、私たちはその大切さに気づいていません。
そんな人にオススメなのが、「音楽」を聞くことです！ ………… 10 11

では、音楽を聞くとどうなるの？
自律神経のバランスが整って、体のパフォーマンスが上がる ………… 14
このCDを聞いて自律神経のバランスを整えて、
元気いっぱいの毎日をすごしてください。

02

実際にCDを聞くとどうなるの？
読者モニターにCDを聞いていただき、
その前後の自律神経を測定しました！

どうですか？ このCDの効果を実感してもらえたと思います。
では、このCDはどういうときに聞くといいのでしょうか？ ……16

こんなときに聞こう① 毎日の生活のなかでちょっとしたときに ……21
こんなときに聞こう② 焦りや不安から逃れたいとき ……22
こんなときに聞こう③ 悩みやトラブルで、解決法を探しているとき ……23
こんなときに聞こう④ 病気や体の不調を感じたとき ……24
こんなときに聞こう⑤ 悲しいこと、つらいことがあったとき ……25

あなたの自律神経の状態はどうなっていますか？ ……27

自律神経には4つのタイプがあります！
では、チェックしてみましょう！ ……28

このCDは、医学的根拠をもとに作ったオリジナルの音楽です。
聞き方は通して聞くのもよし、好きな曲だからと
繰り返して聞くのもよし、1日何回聞いてもOKです。

このCDを聞くと……
バランスがよくなる パフォーマンスが上がる ……33
曲のイメージ ……34

03

第2部 なぜ自律神経が「健康のカギ」なのか？

ヒーリング音楽とは違います。
なぜなら、医学的根拠をベースに作られているからです。

音楽はこんなふうに聞きましょう！ ……37
ヒーリング音楽とはここが違います！ ……38

私が自律神経に注目したのは、これが理由でした ……40
自律神経は自分でコントロールできるものです ……44
過去や未来をイメージすることが大切です ……46
体のパフォーマンスを上げる「カギ」ってあるの？ ……48
音楽にはこんな効果があるのです ……50
効果をさらに高める方法① 3行日記を書く ……52
効果をさらに高める方法② アロマ ……54
効果をさらに高める方法③ 呼吸 ……56
効果をさらに高める方法④ ストレッチ ……58
脳にアルファ波が出て、毎日ぐっすり眠れるようになる ……60
聞きながら「自分のストーリー」を作ってみよう ……61

第 1 部

なぜ、聞くだけで、自律神経のバランスが整うのか？

なぜ、自律神経は大切なの？

第1部　なぜ、聞くだけで、自律神経のバランスが整うのか？

そもそも自律神経って、どういうものなの？

自律神経は、心臓や腸、胃、血管などの臓器をコントロールする大切な神経です。

「交感神経」と「副交感神経」が、綱引きのように働いて（交感神経がアクセル、副交感神経がブレーキの役割と喩（たと）えられます）、臓器をコントロールしています。

血管を例にその働きを見ると、交感神経は血管を収縮して心拍数や血圧を上げます。同時に、副交感神経は血管を拡張させて心拍数や血圧を下げようとします。この2つの働きが、うまくバランスをとるので、ちょうどよい心拍数と血圧になります。

緊張する状況では、副交感神経に対して交感神経が優位になり、心拍数や血圧が上がります。その興奮状態が長く続くと身体に過剰な負担がかかりますが、夜間など副交感神経が優位になると、心拍数や血圧は下がり、落ち着き、リラックスした状況になります。

自律神経ってどんな働きをするの？

前ページで話したように、交感神経はアクセル、副交感神経はブレーキの役割を果たしています。

交感神経のアクセルを踏み込むと、血管が収縮して心拍数や血圧が上がり、気持ちが高ぶってアグレッシブな方向へシフトします。一方、副交感神経のブレーキを踏むと、血管が拡張して心拍数や血圧が下がり、気持ちが落ち着いてゆったりリラックスする方向にシフトします。

この**交感神経と副交感神経は、両方とも高いレベルでバランスよくキープされているのがベスト**です。両方ともハイレベルで安定しながら、**日中は交感神経が少し高いくらい、夜間は副交感神経が少し高いくらいになる**のが理想的です。

第1部　なぜ、聞くだけで、自律神経のバランスが整うのか？

自律神経のバランスが崩れると……

① 交感神経が優位になった場合

交感神経のアクセルばかり踏んで、副交感神経のブレーキの機能をすっかり落としています。現代人にもっとも多いパターンです。**仕事や家事、人間関係のストレスなどから、一日中イライラ、ピリピリ**しています。

こういう状態が続くと、**血流が悪くなり、免疫力も低下して病気などのトラブルに見舞われやすくなります。**また、仕事や家事などでも、一生懸命がんばっているのに結果が伴わず、心身ともに疲弊していってしまうことが少なくありません。

自律神経のバランスが崩れると……

② 副交感神経が優位になった場合

副交感神経が高くても、交感神経が低い状態はよくありません。アクセルの利きが悪く、いつものろのろ運転になってしまいます。

この「のんびり屋さんタイプ」の人は、**注意力散漫で不注意なミスも起こしがち**なのです。7人にひとりの割合でいるとされ、うつ病に陥りがちな傾向もあります。

③ 交感神経、副交感神経ともに低い場合 〜自律神経のバランスが崩れると……〜

交感神経と副交感神経のバランスがよくても、両方ともレベルが低いのもダメ。ストレスの多い生活や寝不足が続くと、両方の働きがダウンしてしまうケースがあります。

このタイプの人は**たいへん疲れやすく、やる気や覇気が感じられず、いつもぐったりしている**傾向があります。アクセルもブレーキも働きが落ちているため、ちょっと車を動かしただけで疲弊してしまうのです。

だから
自律神経の
バランスが大切！
でも、私たちは
その大切さに
気づいていません。

第１部｜なぜ、聞くだけで、自律神経のバランスが整うのか？

そんな人に
オススメなのが、
「音楽」を
聞くことです！

> では、音楽を聞くとどうなるの？

自律神経のバランスが整って、体のパフォーマンスが上がる

私たちの脳は、外部から受けた情報によって生じる情動（喜怒哀楽といった感情）に応じて、脳の視床下部というところが作用します。この視床下部は、自律神経を司るところです。ここから、体中の臓器に「働け」「休め」という情報が送られています。

外部の刺激のなかでも、音楽は自律神経のバランスをよくする効果を発揮します。

実は、**人間の脳は、本能的に音楽を「快」と感じるようにプログラムされている**ことが明らかになりました。

音楽を聞くことで、自律神経のバランスが整い、体がちゃんと働くのは、こんなメカニズムがあるのです。

第1部 | なぜ、聞くだけで、自律神経のバランスが整うのか？

このCDを聞いて**自律神経のバランス**を整えて、**元気いっぱい**の毎日をすごしてください。

実際にCDを聞くとどうなるの？

読者モニターにCDを聞いていただき、その前後の自律神経を測定しました！

順天堂大学漢方医学先端臨床センターの山口琢児氏の指導のもと、CDを30分間、聞いてもらい、その前後の自律神経の状態を測定しました。分析結果の見方は下記の通りです。

CDを聞くと、個人差はありますが、交感神経と副交感神経の活動度が増加しています。交感神経と副交感神経のバランスを示す自律神経活動度も改善していることが明らかになっています。

[自律神経分析]

交感神経、副交感神経それぞれの活動状態です。各グラフの高さがグレーの範囲に入るほどよい状態です。自律神経活動度は、交感神経と副交感神経の全体的なバランスで、平均範囲内で数値が高いほど活発に働いていることを意味します。

[自律神経バランス]

数字がゼロのとき、もっともバランスがとれている状態です。左にいくほど副交感神経優位、低覚醒、無気力、慢性神経衰弱を表します。右にいくと交感神経優位で、不安、恐怖、注意散漫、過覚醒といった精神的なストレスが高いことを意味します。

第1部 なぜ、聞くだけで、自律神経のバランスが整うのか？

01 影山共子さん（66歳）

大きな手術の後で、体も心も疲れやすくなっていました。このCDは元気が出ますね。気持ちがリフレッシュします。

02 林雅史さん（47歳）

数値がすごくよくなってびっくり。血圧も高く、自律神経が絶対に乱れていると思うので、このCDで改善したいです。

03 松井和美さん（43歳）

とても心地よすぎて「このCDがほしい！」と思ってしまいました。ぜひ、毎晩、寝る前に聞きたいですね。

CDを聞く前
[自律神経分析]
- 交感神経: 3.49
- 副交感神経: 3.19
- 自律神経活動: 22

[自律神経バランス]: 4

CDを聞いた後
[自律神経分析]
- 交感神経: 4.07
- 副交感神経: 4.80
- 自律神経活動: 50

[自律神経バランス]: -15

04 佐々木忠さん（64歳）

先生の分析では、ほとんど変化がありませんでした。でも、非常に心が落ち着いて、いい気分になりました。

CDを聞く前
[自律神経分析]
- 交感神経: 4.96
- 副交感神経: 4.49
- 自律神経活動: 27

[自律神経バランス]: 5

CDを聞いた後
[自律神経分析]
- 交感神経: 4.02
- 副交感神経: 4.04
- 自律神経活動: 35

[自律神経バランス]: 0

第1部 なぜ、聞くだけで、自律神経のバランスが整うのか？

05 柏木幸子さん（65歳）

とてもリラックスすることができました。先生が言うように、これは「聞くクスリ」ですね。体がよくなった気がします。

CDを聞く前
- 交感神経: 4.09
- 副交感神経: 4.01
- 自律神経活動: 20
- 自律神経バランス: 15

CDを聞いた後
- 交感神経: 4.19
- 副交感神経: 4.05
- 自律神経活動: 21
- 自律神経バランス: 18

06 高田佐和子さん（33歳）

聞いているだけで落ち着きました。今までヒーリング音楽をたくさん聞いてきましたが、これは別モノ。とてもいいです。

CDを聞く前
- 交感神経: 4.53
- 副交感神経: 3.81
- 自律神経活動: 30
- 自律神経バランス: 15

CDを聞いた後
- 交感神経: 5.20
- 副交感神経: 4.75
- 自律神経活動: 34
- 自律神経バランス: 4

どうですか？
このCDの効果を
実感してもらえたと思います。

では、このCDは
どういうときに
聞くといいのでしょうか？

第1部 なぜ、聞くだけで、自律神経のバランスが整うのか？

講師をお探しの 講演会・セミナー主催者様へ

小林 弘幸 先生への講演のご依頼は「アスコム講演依頼.net」へご連絡ください

■主な講演テーマ

1. 「3行日記」を書くと、なぜ健康になれるのか？
   ～自律神経を整える最強の健康法～

2. 自律神経のバランスと腸内環境を整えて
   元気に長生きする方法

3. 超一流の人の「健康」の極意
   ～体の免疫力を最大限に引き出す～

4. 腸内環境を整えて体の中からキレイになる！
   ～リバウンドしないダイエット法～

など。講演テーマ、内容はご相談に応じます。

■ご依頼、お問い合わせ

【ネットで】 アスコム　講演依頼　検索

【お電話で】 03-5425-6627（担当：斎藤）

100万部突破！
ベストセラー1位の著者
近藤 誠 医師
への講演依頼はこちら

<主な講演テーマ>
1. 医者に殺されない47の心得
   ～医療と薬を遠ざけて、
   元気に、長生きする方法～
2. 患者よ、がんと闘うな
   ～後悔しないための
   がん治療法～

近藤医師への講演依頼の窓口は
弊社だけ！お問い合わせはこちら→

講師をお探しの
講演会・セミナー主催者 様 へ

有名な著者多数。あの人を講師に！

アスコム 講演依頼.net

出版社アスコム運営だから
担当編集者がしっかりサポート！

① 小社では講師の本を出版
② ご相談は出版に直接携わった担当編集者がフォロー
③ 講師選びに役立つ担当編集者によるコメントも紹介

【教育・生き方・健康】注目の講師陣
辻井いつ子、松野明美、生島ヒロシ、川嶋 朗、中野信子、武田美保 ほか

教育、生き方、子育て、防災、健康、福祉、介護、運動、食育などをテーマに、自身の経験をもとにお話しします。子どもの才能を引き出す方法、心と体と財布の健康、人を惹きつける話し方、医者に殺されない47の心得、人が死ぬときに後悔する34のリスト、夢や目標をあきらめずに生きるための方法など。笑いと涙と感動にあふれた、聴講する方を元気にしてくれる内容です。

【政治・経済・ビジネス】注目の講師陣
田原総一朗、竹中平蔵、浜矩子、勝谷誠彦、古田敦也、岩田松雄 ほか

政治から経済、社会問題、世界情勢、安全保障まで、あらゆる旬の話題を鋭く斬り込みます。日本経済復活のための処方箋、不況を生き抜く方法、日本が戦争に巻き込まれたらどうなるのか、思考力アップ法、チームマネジメントやリーダーシップなど、具体事例を交えながらお話しします。経営者やビジネスマンをはじめ、幅広い年齢層の方に満足いただける内容です。

●ご相談・ご依頼はコチラ●

【ネットから】http://www.ascom-kouenirai.net
【お電話から】03-5425-6627 （担当：斎藤）

郵便はがき

１０５-０００２

52円切手を
お貼りください

（受取人）
東京都港区愛宕1-1-11
(株)アスコム

**聞くだけで
自律神経が整うCDブック**

読者　係

本書をお買いあげ頂き、誠にありがとうございました。お手数ですが、今後の
出版の参考のため各項目にご記入のうえ、弊社までご返送ください。

お名前	男・女	才
ご住所　〒		
Tel	E-mail	

今後、著者や新刊に関する情報、新企画へのアンケート、セミナーのご案内などを
郵送または e メールにて送付させていただいてもよろしいでしょうか？
　　　　　　　　　　　　　　　　　　　　　□**はい**　　□**いいえ**

返送いただいた方の中から**抽選で5名**の方に
図書カード5000円分をプレゼントさせていただきます。

※当選の発表はプレゼント商品の発送をもって代えさせていただきます。
※ご記入いただいた個人情報はプレゼントの発送以外に利用することはありません。
※本書へのご意見・ご感想に関しては、本書の広告などに文面を掲載させていただく場合がございます。

●本書へのご意見・ご感想をお聞かせください。

ご協力ありがとうございました。

こんなときに聞こう ③

悩みやトラブルで、解決法を探しているとき

ダイエットに失敗した

夫婦喧嘩をした

子どもの成績が悪い

仕事でミスをした

子どもが反抗期になった

子どもが言うことを聞かない

こんなときに聞こう ④

病気や体の不調を感じたとき

頭が痛い

花粉症でつらい

大病になった

病気やケガでベッドに伏せっているとき

あなたの
自律神経の状態は
どうなっていますか？

自律神経には4つのタイプがあります！

のんびりタイプ

交感神経が低くて、副交感神経が高い

たとえ副交感神経が高くても、交感神経が低くてはいけません。アクセルの利きが悪く、いつものろのろ運転をするようになってしまいます。

いきいき能力発揮タイプ

交感神経と副交感神経が両方とも高い

もっとも理想的な状態です。交感神経と副交感神経とが両方ともハイレベルで安定していると、自分の持てる能力をいかんなく発揮していくことができます。

ぐったり無気力タイプ

交感神経と副交感神経の両方とも低い

ストレスの多い生活や睡眠不足の生活を続けていると、交感神経と副交感神経の両方の働きがダウンしてしまうこともあります。

がんばりすぎタイプ

交感神経が高くて、副交感神経が低い

現代人にもっともよく見られるパターン。アクセルばかり踏んでいて、ブレーキの機能をすっかり落としてしまっています。

では、チェックしてみましょう！

次のＱ１からＱ10の設問で、現在の自分にもっともよく当てはまるものをひとつ選んでチェック✓してください。

各項目の終わりには△と▽の記号がありますが、全部チェックし終わったら△と▽それぞれの合計点を出してください。(△)と(▽)はそれぞれプラス１点、(△▽)はどちらも１点ずつプラスします。(▲▼)はどちらも１点ずつマイナスしてください。

Q1 睡眠について

- ☐ ふとんに横になったら、だいたいいつもすぐに眠れる (△▽)
- ☐ 夜、普通に眠ったのに、昼間に眠くなることがある (△)
- ☐ 夜、なかなか寝つけない (▽)
- ☐ 寝つきが悪く、眠りも浅く、眠っても途中で目が覚めてしまう (▲▼)

Q2 ルーティンワーク(仕事・勉強・家事など)について

- ☐ やりがいを感じているし、自分には成果や結果を出せる力があると感じている (△▽)
- ☐ 億劫でなかなかやる気が起きない。やろうとしても眠くなったりする (△)
- ☐ できなかったときのことを考えると不安になるので、なるべく集中して取り組む (▽)
- ☐ やれないことに不安を感じるけど、いかんせん体がついていかない (▲▼)

Q3　食欲について

- □ 食事の時間になると空腹を感じ、いつもおいしく食べられる（△▽）
- □ 食べてもすぐにおなかが空いて、おなかが鳴ることもある（△）
- □ 仕事や作業などに集中していると、おなかが空かない（▽）
- □ 食欲がない、もしくは、空腹でもないのに食べるのをやめられない（▲▼）

Q4　食べた後について

- □ 胃もたれや胸やけなどはほとんどしない（△▽）
- □ ちゃんと食べたのに、すぐにおなかが空く（△）
- □ しょっちゅう胃もたれや胸やけがする（▽）
- □ 食事の前や後に胃が痛くなることが多い（▲▼）

Q5　解決しなければならない問題があるときの対応について

- □ すぐに対応策を考え、まとめて、行動に移すことができる（△▽）
- □ いつの間にか他のことを考えてしまうなど、なかなか考えがまとまらない（△）
- □ 根をつめて考え込んだり、考えすぎて不安になったりする（▽）
- □ 考えようとしても全然集中できず、やる気すら起きない（▲▼）

Q6 日々の疲れについて

- [ ] それなりに疲れはするが、ひと晩眠ればいつもリセットできる（△▽）
- [ ] 疲れるとすぐに眠くなるし、昼間もややだるい（△）
- [ ] 疲れは抜けにくいが、いざ仕事となればがんばることができる（▽）
- [ ] 何をするのも面倒に感じるほど、いつも疲れを感じている（▲▼）

Q7 メンタル・コンディションについて

- [ ] 仕事中は気が張っているが、家に帰れば切り替えてゆっくりできる（△▽）
- [ ] 別にストレスは感じていないが、ボーッとしていることが多い（△）
- [ ] 1日中、ずっと気が張っていて、心がほぐれることがない（▽）
- [ ] 強い不安感や恐怖感があったり、考えるのがイヤで眠りたくなったりする（▲▼）

Q8 手や足の冷えについて

- [ ] 年間を通じて、冷えを感じることはない（△▽）
- [ ] 冷えは感じないが、逆にポカポカして眠くなることが多い（△）
- [ ] たとえお風呂上がりでも、少し経つと手足が冷えてしまう（▽）
- [ ] あまりに手足が冷えて眠れない。顔色も悪い（▲▼）

Q9 体重について

- ☐ もう何年もの間、体重に大きな変動はない（△▽）
- ☐ ついつい食べすぎてしまい、太りやすい（△）
- ☐ ストレスが多いと、太りやすい（▽）
- ☐ 1年前に比べて、体重が5キロ以上増減している（▲▼）

Q10 いまの自分について

- ☐ いつも活気に満ちていて、心身ともに充実していると感じる（△▽）
- ☐ 大きなトラブルもなく、どちらかといえば充実しているほうだと思う（△）
- ☐ 1日1日刺激を受けることで、充実していると感じる（▽）
- ☐ 漠然とした不安を感じている。いつも憂うつ感が抜けない（▲▼）

集計　△＝ □ 個　　▽＝ □ 個

判定結果

①△と▽がともに8個以上の人
いきいき能力発揮タイプ　（交感神経と副交感神経の両方とも高い）

②△が7個以下、▽が8個以上の人
がんばりすぎタイプ　（交感神経が高くて、副交感神経が低い）

③△が8個以上、▽が7個以下の人
のんびりタイプ　（交感神経が低くて、副交感神経が高い）

④△と▽がともに7個以下の人
ぐったり無気力タイプ　（交感神経と副交感神経の両方とも低い）

②③④のタイプに該当された方は、自律神経のバランスを立て直すことが急務です。CDの音楽を利用して日々リカバリーしながら、自律神経を整えていきましょう（設問中で△は副交感神経、▽は交感神経が働いている状態を表します。△▽は両方が高い理想的状態、▲▼は両方が低い状態です）。

このCDは、医学的根拠をもとに作った**オリジナルの音楽**です。
聞き方は通して聞くのもよし、好きな曲だからと繰り返して聞くのもよし、1日何回聞いてもOKです。

このCDを聞くと……
バランスがよくなる　パフォーマンスが上がる

自律神経のバランスがよくなると、私たちの体はどんどん健康で好調な方向にシフトしていきます。すみずみに新鮮な血液が行き渡り、細胞のひとつひとつが活性化するのです。免疫力も高くキープされるため、病気になることもないでしょう。肌や髪などもみずみずしさやハリを取り戻して、輝きを放つようになるはずです。

また、仕事や人間関係、スポーツなどが"好調の波"に乗るようになります。「ここぞという大事な場面」で持てる力を出せるようになり、よいパフォーマンスを発揮できるようになっていくのです。

曲のイメージ

　CDの音楽は、いずれも自分の過去や未来の人生を大きなスケールでイメージできる曲になっています。みなさんが感じたままのフィーリングで曲に入り込み、それぞれの曲で思い思いにイメージをふくらませていくようにするといいでしょう。

1曲目｜縁（えん）

　人は誰しも、多くの縁に支えられ、たくさんの人との出会いや別れを経験してきています。静かにリフレインされるピアノの旋律に、人との絆に支えられて、段階を踏んで成長してきた自分自身の姿を重ねてみるのもいいでしょう。

2曲目｜舞花

　時が止まったかのような静けさのなかで、花が美しく舞い散っているようなイメージの曲です。時の流れを遡って、大切なその場所へタイムスリップしてみてはどうでしょう。

3曲目｜新緑

　ギターによって奏でられる、どこか懐かしい旋律が繰り返される曲です。曲調の変化に合わせて、自分を主人公としたストーリーを展開してみてはいかがでしょう。

4曲目｜涙のあと

　この曲は、いきなり感情を揺さぶられる起伏に富んだメロディーからスタートします。悲しみに浸りたいときやマイナスの感情と向き合いたいときは、この曲に身を委ねるようにしてみるといいでしょう。

5曲目｜我が道

　この曲は、自分のあるべき姿や進むべき道をたしかめたいときや自信を回復したいときに聞くのがおすすめです。たとえば、自分の目の前に「1本の道」が続いているようなイメージを広げつつ、耳を傾けてみてはどうでしょう。

6曲目 ひとときの休暇

この曲は、本来の自分のペースを取り戻したいときに、「いいときの自分のイメージ」をふくらませていくのに向いています。キレのいいギターに耳を傾けるうちに、充実した自分、余裕のある自分の姿がよみがえってくるのではないでしょうか。

7曲目 安堵

我ながら、これまでよくがんばってきた……。そんな道のりを、この曲の表情豊かなピアノのメロディーに重ね合わせてみてください。ここまできた安心とともに、次のステップに向けての意欲や決意が湧いてくるのではないでしょうか。

8曲目 もの思い

この曲は、もやもやとした気持ちを片づけたいときに聞くのに向いています。心の引き出しをひとつひとつ開けていくようなつもりで、旋律に入り込んでいってみてください。

9曲目 ぬくもり

自分をこれまで支えてくれたすべての人、すべての物事に感謝を捧げたくなるような曲です。自分がいまあるのは、誰のおかげなのか。自分の心を裸にして、お世話になった人たちの体温を感じるつもりで耳を傾けてみてください。

ヒーリング音楽とは違います。

なぜなら、**医学的根拠をベース**に作られているからです。

ヒーリング音楽とはここが違います！

自律神経を整える「音楽」の特徴

「自律神経を整えること」を目的に作られている。

そのためには「思わず過去や未来の自分をイメージしてしまう音楽」である必要がある。このCDの曲は、いずれもこうしたイメージを引き出しやすいように作曲されている。

たとえば、気分をしみじみさせるメロディーラインをリフレインしている。このように同じメロディーパターンが繰り返されると、次に来るメロディー展開を予想でき、脳内において過去や未来のイメージを喚起する部分が刺激される。

基本メロディーラインの要所に「変化」が織り込まれ、あたかも起承転結のある小説でも読んでいるかのようなストーリー性を感じさせるようになっている。聴いていると、自然に音楽に入り込んでいって、自分の人生の一場面を連想してしまうわけです。

ヒーリング音楽の特徴

リラクゼーションを目的として作られ、気持ちのいい音楽、心が癒される音楽となっている。ヒーリング音楽には、心を落ち着かせる作用はあるが、「自律神経を整える効果」までは期待できない。「自律神経を整えること」を目的に作られているわけではないからだ。

音楽はこんなふうに聞きましょう！

どういう音楽が自律神経によいのか？

みなさんは、いつもどういう音楽を聞きますか。

私は、自分が好きだと思える音楽を聞くのが、いちばんよいことだと思っています。この音楽を聞くと気分がよくなる、元気になるというものなら、どんなジャンルの音楽であっても自律神経によい影響を与えるでしょう。

私の場合、ホッとするような音楽を好んで聞きます。過去をイメージすることで、振り返りながら元気づけられる音楽が、自分の好きな音楽のようです。このような音楽を聞いていると、自然と呼吸が安定していくのがわかります。

このように、普段なら自分がよいと思う音楽を聞いてください。問題は、不安なことや心配ごとがあるときです。

不安なことや心配なことがあって自律神経のバランスが乱れいていると、人は音楽を聞く気になれません。音楽を楽しめるというのは、心に余裕があるということなのです。音楽を聞く気になれない、どんな音楽を聞けばいいのかわからない、そのようなときこそ、このCDを聞いてください。きっとあなたの心の「スイッチ」になって、自律神経のバランスを整えてくれるでしょう。

私がよく聞くのは、こんな音楽です

- フレデリック・ショパン「練習曲（エチュード）」
- 「テネシーワルツ」
- 「ラ・ノビア」
- 「アメイジング・グレイス」
- 「ダニー・ボーイ」
- ルベッツ「シュガー・ベイビー・ラブ」
- イーグルス「デスペラード（ならず者）」
- 荒井由実「卒業写真」
- 福山雅治「Beautiful life」
- サザンオールスターズ「tsunami」

第 2 部

なぜ自律神経が「健康のカギ」なのか？

私が自律神経に注目したのは、これが理由でした

私は若い頃から自律神経を専門に研究してきたわけではありません。本腰を入れて研究し始めたのは、教授になる5年前のことです。

どうして自律神経に着目するようになったのか。

それは、**私自身が「悪い流れ」を断ち切って、「いい流れ」に乗っていきたかったから**です。その経緯をここで少しお話しておくことにしましょう。

人間関係のストレスで「サザエさん症候群」になる

私は30歳のときから35歳のときまで、イギリスの大学病院に留学していました。とても有意義な留学生活であり、多くのことを身につけて帰国した私は、その知識や技術を生かして仕事に励もうと、気持ちも新たにはりきっていました。

ところが、そんな私に大きな壁が待ち受けていたのです。帰国してから教授になるまでの10年間は、私の人生にとって、もっとも厳しい時期となってしまいました。

いちばん疲弊させられるのは、人間関係のストレスです。どんな社会でも人間関係は一筋縄ではいきません。誰それと誰それが敵対しているとか、誰それは、誰それの

40

第２部　なぜ自律神経が「健康のカギ」なのか？

昇進に嫉妬しているとか、とにかくめんどう極まりないのが現代社会です。何か新しいことでも提案しようものなら、あっちに話をつけ、こっちのご機嫌を伺い、周到に立ち回ってかなりの労力を費やさなくてはなりません。それに、上から理不尽な要求を突きつけられたり、めんどうな仕事を押しつけられたりすることもしょっちゅうでした。そんな環境で働いていて、ストレスがたまらない人などいません。

しかも、その頃の私は、毎日朝から晩まで仕事漬けの生活を送っていました。朝７時には病院に来て、日中は手術や診療で昼食をとる暇もないほどに忙しく、夜は日付が変わる時間まで残務整理をしているのが当たり前。家には寝に帰るようなもので、病院で夜を明かすこともしょっちゅうでした。

いま考えると、**当時の私の自律神経は、かなりめちゃくちゃな状態になっていた**のではないかと思います。どっぷりとストレスにハマっているうえ、休む間もなく、時間に追われるように次から次へと仕事、仕事、仕事……。私は、別に仕事に邁進することが嫌いではありませんでしたが、きっと、自分でも気がつかないうちに、心と体をパンク寸前まで擦り切らしてしまっていたのではないかと思います。何ものかにとりつかれたように仕事をするうちに、心身に不調を覚えるようになっていきました。

みなさんは「サザエさん症候群」をご存じでしょうか。じつは、私は30代の終わり頃にこれになったことがあるのです。

「サザエさん症候群」とは、日曜日の夕方、テレビから『サザエさん』のテーマソングが流れてくる頃合いになると、"ああ、明日はまた仕事かあ"という思いから憂うつになってしまう病態のことです。

私は自分の仕事が好きだったので、この症状に気づいたときはけっこうショックでした。いくら気持ちを切り替えようとしてもダメ。日曜日、美しく沈む夕日を見ていると、心までどんどん沈んでいってしまうのです。

もっとも、私も医者のはしくれですから、自分に現われた症状が「**自律神経のSOS**」であることはすぐにわかりました。そして、その後は生活を見直し、できるだけ自律神経のバランスを整えるように心がけました。自分からブレーキをかけて無理を慎み、休めるときはしっかり休むようにしたのです。すると、忙しいなかでも、少しずつ心と体に余裕を持って行動できるようになり、「サザエさん症候群」の症状も、いつの間にか現われなくなっていきました。

「音楽が自律神経に効く」ことを実感する

ですから、自律神経を整えるために役に立ちそうなことは、何でもやってみるよう

にしました。まっさきに飛びついたのが音楽です。

それまでの人生でも音楽を聞いて救われた気持ちになったことが何度もあったので、私は「音楽が自律神経に効く」ということに自信を持っていました。実際に大きな効果が感じられ、以来私は、余裕のないときや落ち込んだときには、決まって音楽を聞くようになりました。その他にも、日記をつけるようにもなりましたし、香りの効果を試したりもしました。

そして、そうやって**自律神経をバランスよくキープしていれば、心も体もいい状態にシフトしていける**ことがわかるようになってきました。自律神経というメカニズムに人を変える大きな力が潜んでいることもおぼろげながら見えるようになってきました。

それで教授になって、私は自律神経の研究に本腰を入れる決意をしたのです。

つまり、私が自律神経研究にたどり着いたのは、自分自身が早く悪い流れから脱出したかったから。"自分のこの状況を変えたい"という一心があったからこそ、「いまの私」があるのです。

自律神経は自分でコントロールできるものです

自律神経には「交感神経」と「副交感神経」とがあります。

私たちの体のなかで、交感神経はアクセル、副交感神経はブレーキの役割を果たしています。交感神経のアクセルを踏み込むと、血管が収縮して心拍数や血圧が上がり、気持ちが高ぶってアグレッシブな方向へシフトすることになります。一方、副交感神経のブレーキを踏むと、血管が拡張して心拍数や血圧が下がり、気持ちが落ち着いてゆったりリラックスする方向にシフトするわけです。

現代人は交感神経ばかり上がりっぱなし

この**交感神経と副交感神経は、両方とも高いレベルでバランスよくキープされているのがベスト**です。両方ともハイレベルで安定しながら、日中は交感神経が少し高いくらい、夜間は副交感神経が少し高いくらいになるのが理想的です。

反対に、**どちらか一方にバランスが偏った状態が続くと、心身にさまざまなトラブルが生じる**ことになります。ところが、現代人には、このバランスを大きく崩している人がたいへん多いのです。とりわけ目立つのは、交感神経ばかり上げっぱなしで、

第2部 なぜ自律神経が「健康のカギ」なのか？

副交感神経の働きを落としているタイプです。

なお、このように交感神経優位タイプの人が多くなっているのは、「交感神経が上がりやすいから」でもあります。交感神経は身に危機が迫ったときに"緊急スクランブル"的に心身機能を引き上げる役割をしているため、もともと上がりやすくできています。これに比べると、副交感神経の上がり方は緩慢（かんまん）です。

要するに、自律神経は、交感神経だけを上げるのは簡単なのですが、**交感神経の両方のレベルを上げる**のはけっこう難しいのです。車にアクセルとブレーキの両方が必要なように、交感神経と副交感神経との両方が高いレベルで安定していてこそ本来の力を発揮するようにできています。

ですから、自律神経のバランスを整えたいなら、まずは下がりっぱなしの副交感神**経を引き上げる**のがファーストステップ。そのうえで、交感神経と副交感神**方ともハイレベルで安定した状態」をキープ**していかなくてはならないということになります。そして、その状態をコントロールする最良の方法が「音楽」なのです。

過去や未来をイメージすることが大切です

自律神経を整えるには、音楽以外にも効果がある手段があります。後の項でご紹介しますが、「日記」をつけることもたいへん有効だと考えています。

「日記」と言っても、私がおすすめしているのは、**「今日いちばん失敗したこと」「今日いちばん感動したこと」「明日の目標」をそれぞれ1行にまとめる**という簡単なもの。全部書いても3行で済むため、私はこれを**「3行日記」**と呼んでいます。

みなさん、どうして「3行日記」で自律神経が整えられるのか、わかりますか？

それは、その日の自分の過去を振り返り、明日の自分の未来に思いを馳せるからです。人間の心身の活動は、自分の過去や未来のイメージをふくらませようとすると、そのとたん、すっと落ち着いて平静を取り戻すようにできています。

このように心身が落ち着くのは、**呼吸が整う**ためです。呼吸が整ってゆっくりと深く息をするようになると、多くの酸素が取り入れられ、血行がよくなって、酸素と栄養を載せた血液が体のすみずみに行き渡るようになります。また、それと同時に副交感神経が高まって、自律神経のバランスが安定する方向へとシフトします。だから「3

46

「行日記」をつけていると、1日1日、自律神経の乱れをリセットしつつ、心と体の調子をよりよい方向へ整えていくことができるんですね。

まず習慣にしよう

この「自律神経が整うCD」のような「自己投影ミュージック」を聞くことでも同様の効果が期待できます。

つまり、**音楽を聞きながら自分の過去を振り返り、自分の未来に思いを馳せてイメージをふくらませていけば、日記と同様、呼吸が整って、副交感神経が高まる作用がもたらされる**ことになるわけです。

おそらく、「日記をつける」となると、たとえ3行でも〝ハードルが高い〟と感じてしまう人が少なくないのではないでしょうか。〝続けられる自信がない〟と思ってしまう人が多いのかもしれませんね。

ですから、まず音楽から始めましょう。音楽なら、ただ聞いているだけでいいのですから。

書くのが自信がない人は、聞いているだけで構いませんから、ぜひ、1日1日、自分の過去や未来のイメージをふくらませる習慣をつけるようにしてみてください。

体のパフォーマンスを上げる「カギ」ってあるの？

ひとつのカギが見つかると、それまで疑問に感じていたことが、おもしろいくらい次々に解決していくことがあります。**私にとっては、自律神経こそがまさにそのカギでした。**

自律神経バランスを測定できる機器を開発し、多くの人の協力を得て測定データを出してみると、健康な人、いい結果を出している人ほど、自律神経のバランスがいいことがわかってきました。すなわち、人が健康になるか病気になるかも、人が仕事で力を発揮できるかどうかも、スポーツ選手が実力を出せるかどうかも、すべて自律神経のバランスで説明がつくことがわかってきたわけです。

集中力の極限で知った「ゾーン」感覚

たとえば、私は子供の頃、「ゾーン」に入る経験をしたことがあります。最初は中学2年生の野球の地方大会の決勝戦のとき。0対0で迎えた最終回、ワンアウト3塁で私の打席が回ってきたのですが、私は打つ自信がなく、とにかくストライクゾーンに来る球を何球もファールで粘っていました。ところがいつの間にか、何だか周りが

48

第2部　なぜ自律神経が「健康のカギ」なのか？

シーンとなって、私はピッチャーと自分しか動いていないような感覚に陥りました。球筋がしっかりと見え、自然にバットが出て、打った球はセンター前に運ばれていきました。サヨナラヒットです。

当時は「ゾーン」なんて知りませんでしたが、子供心に"人間は、この感覚をつかめば、もっと力を発揮できるんじゃないか"と感じました。

その後も、ラグビーの試合中や手術中などに、"周りが止まった感覚"になっていい結果を出せたことがあり、"いったいこの現象は何だろう"という思いをずっと引きずっていたのです。

「ゾーン」とは、集中力が極限まで高まっていながら、心身は冷静でいられる状態のこと。**交感神経と副交感神経の両方が高まった際に現われやすく、神がかり的なパフォーマンスを発揮できる**のです。

このことがわかってから、私は多くのトップアスリートやパフォーマーを指導するようになっていきました。すなわち、中学2年の野球大会のときに感じた"こういう感覚をつかめれば、人間はもっともっと力を発揮できるんじゃないか"という思いを、はからずも多くの人のために実現していくことになったわけです。

音楽にはこんな効果があるのです

医学生時代、ラグビーに熱中していた私は試合中に大ケガをしてしまい、しばらく入院していたことがあります。そのとき、ふたり部屋で同室になったのが松ちゃんでした。

松ちゃんは、テニスをやっていて、たくましそうに日焼けした青年でした。私たちは、すぐに意気投合しました。私は、どうしてこんなに健康そうな人が入院してきたのかと思いましたが、松ちゃんは、足が痛くて仕方がないのだと言います。当時の私は医者の卵でしたから、その後、病状の進行や医師とのやりとりを見ていて、大方の推察がつきました。松ちゃんは骨肉腫(こつにくしゅ)だったのです。

松ちゃんには、「本当に好きな女性」がいました。一度告白したことがあったのですがダメだったのだそうです。でもしばらく後、その女性が病室を訪ねてくるようになりました。

松ちゃんとその女性は、1日ずっと病室で話していました。しかし、面会時間は限られていますので、夜になれば、病室は松ちゃんと私のふたりだけになります。そし

50

て、そういう長い長い夜に、いつも私たちが聞いていた音楽が、ホイットニー・ヒューストンでした。鈴木雅之さんの「ガラス越しに消えた夏」もよく聞きました。お互いにかける言葉が見つからないようなときも、音楽はその都度、私たちに何かを伝え残してくれました。

いまでも自分を励ましてくれる音楽

その後、松ちゃんは亡くなりました。いまでも私は当時の曲をよく聴きます。あの音楽が流れると、あの病室と松ちゃんの顔が浮かんできます。

私は、勤務先の病院と家とを車で行き来しているのですが、仕事でヘトヘトに疲れた日や人間関係のストレスでげんなりした日に、カーステレオでホイットニー・ヒューストンを聞くと、松ちゃんが "それくらいのことでへこたれるなよ" と言ってくれている気がします。すると、耳を傾けているうちに迷いが消え、いつの間にか心のトーンが塗り替えられて、明日もがんばろうという気持ちになってくるのです。

音楽には大きな力があります。とりわけ、**自分の過去の体験や思い出が深く刻まれた音楽は、その人にとって大きな力となります**。ぜひみなさんも、そういう音楽を大事にして、これからの自分の人生のために役立てていくようにしてください。

効果をさらに高める方法 ❶ 3行日記を書く

ここからは、CDの音楽の効果をよりいっそう引き出すためのハウツーを紹介していきたいと思います。私がみなさんにとくにおすすめしたいのが「**音楽を聞きながら日記を書くこと**」です。

私は自律神経を整えるために、1日の終わりに3行の日記をつけることを推奨しています。この日記は、「**今日いちばん失敗したこと**」「**今日いちばん感動したこと**」「**明日の目標**」という**3つのテーマを、それぞれ1行の簡潔な文にまとめていく**というもの。自分の過去や未来のことに思いを馳せながら、ゆっくり、ていねいに文字を書くと、すっと呼吸が落ち着きます。詳しい書き方については、『「3行日記」を書くとなぜ健康になるのか？』（アスコム刊）をご覧ください。

日々この3行日記をつけていれば、健康も、美容も、人間関係も、自己実現も、いろんなことをいい流れに乗せていくことができるようになるでしょう。そして、この本のCDの曲をBGMとして流しながら日記をつけるようにすれば、こうした"効果"をさらに引き上げていくことができるはずです。

第2部　なぜ自律神経が「健康のカギ」なのか？

「3行日記」は、3つのテーマを書きます！

　　　　　　　　　　　　　　　　月　　日（　）

① 今日いちばん失敗したこと

② 今日いちばん感動したこと

③ 明日の目標

「3行日記」の書き方

- 寝る前に、ひとりになって机に向かいましょう。
- 日付と曜日は必ず記入しましょう。
- ①→②→③の順番で書いてください。
- 字数に制限はありませんが、できるだけ簡潔に。
- 必ず手書きで、ゆっくりと、ていねいに。

効果をさらに高める方法 ❷ アロマ

みなさんのなかには、アロマテラピーをやっている方や興味を持っている方も多いことでしょう。

アロマテラピーの香油には、心身を落ち着かせる働きのあるものが少なくありません。リラックス系の作用があるのは、ラベンダー、カモミール、クラリセージ、イランイラン、サンダルウッドなど。お風呂のお湯に数滴たらしたり、一滴たらしたハンカチを寝室の枕元に置いておくだけで、心地よい香りに包まれ、心と体をリラックスさせることができるわけです。

でも、みなさん、どうせなら**香りに包まれながら、このＣＤの音楽に耳を傾けてみてはいかがでしょうか**。

そうすれば、リラックス効果は倍増するはずです。

この音楽は、お風呂に入りながら聞いても、ベッドに入って聞いても構いません。

アロマテラピーの香りと音楽のメロディーの両方の流れる浴室や寝室は、きっと〝究

第2部　なぜ自律神経が「健康のカギ」なのか？

極の癒し空間"となるわけですから、副交感神経もゆったりと羽根を伸ばして高まっていくようになるのではないでしょうか。

それに、**頭の中のイメージも広がりやすくなる**はずです。自律神経のバランスを整えるには、自分の過去や未来の一場面をイメージしていくといいわけですが、音楽に香りがプラスされれば、どこへ行くにも自由自在。子供の頃の懐かしい日の思い出であろうと、10年先20年先の自分の暮らしぶりであろうと、どこまでも際限なくイメージを広げていけるのではないでしょうか。

なお、日頃忙しく毎日を過ごしていると、嗅覚や聴覚を活用して物事を行なうようなことはそう多くありません。しかし、このように普段から嗅覚や聴覚を働かせながらイメージをしていると、それまで使わずに眠っていた五感が目を覚ますようになるのです。

つまり、自律神経のリセットだけでなく、**五感のリセットにもなる**ということ。おそらく、こうした「アロマテラピー＋音楽」によるリセットを続けていれば、より豊かな感受性でイメージを広げられるようになっていくことでしょう。

効果をさらに高める方法 ③ 呼吸

呼吸と自律神経は、切っても切れない関係にあります。呼吸が乱れれば自律神経も乱れるし、呼吸が整えば自律神経も整うもの。また、自律神経が乱れていれば呼吸も乱れるし、自律神経が整っていれば呼吸も整うものなのです。

ですから、**自律神経のバランスの乱れをリカバリーしようというときは、呼吸を落ち着かせる**ことが大切です。

私が推奨しているのは**「1対2の呼吸」**です。とても簡単で、ゆっくり息を吸ったら、2倍の時間をかけてゆっくり息を吐いていくだけ。1対2になるようにゆっくり深い呼吸をします。呼吸は鼻からでも口からでも構いませんので、あまり意識しないでリラックスして行なうようにしてください。

CDの音楽に耳を澄ましながらこの呼吸をするようにすれば、より効率的に自律神経バランスを整えることができるはずです。また、呼吸に合わせて次の項のストレッチをするのもおすすめ。ぜひみなさん試してみてください。

第2部 | なぜ自律神経が「健康のカギ」なのか？

1数える
長さで吸う

2数える
長さで吐く

**一瞬でパフォーマンスを上げる
"ゆっくり深い呼吸"を取り入れよう**

ゆっくり1数える長さで息を吸い、次にその倍の時間をかけて息を吐きます。これを適度に繰り返せば、パフォーマンスを上げることができます。

効果をさらに高める方法❹ ストレッチ

夜のリラックスタイムに軽いストレッチをしながらこのCDを聞くのもたいへんおすすめです。

私のおすすめするストレッチは次ページの通りです。

どんな場所でも可能なストレッチなので、就寝前にふとんの上で行なってもOK。1日の疲れをとるようなつもりで筋肉をほぐし、それからふとんに入るようにすれば、ぐっすり眠れることでしょう。

軽いストレッチによって筋肉の緊張がほぐれると、自律神経の緊張もほぐれます。CDをBGMにしてイメージをふくらませながら行なえば、**相乗効果によって効率的にバランスを整えることができる**でしょう。

CDプレーヤーを自動的に切れるようにタイマーセットしておいて、そのままBGMを子守唄がわりにして眠るのもいいと思います。頭の中に自分の過去や未来のイメージを広げながら寝れば、きっといい夢が見られるのではないでしょうか。

第2部 なぜ自律神経が「健康のカギ」なのか？

1 手の先を持って体側を伸ばす
①両足を肩幅に開いて立ち、両腕を上げて右手の先を左手でつかむ。②息を吐きながら上体を左に倒し、右の体側を伸ばす。③息を吸いながら上体を戻し、体を上方向へ伸ばす。④つかむ手を反対に替え、反対側も同様に行なう。矢印のように3方向に伸ばす。

2 手の先を持って横に伸ばす
①両足を肩幅に開いて立ち、両腕を前に伸ばして右手の先を左手でつかむ。②息を吐きながら、右腕を左手で左側に引っ張る。③つかむ手を反対に替え、反対側も同様に行なう。矢印のように左右3方向ずつ伸ばす。

3 ひじを固定して手首を回す
①立っても座ってもどちらでもOK。背筋を伸ばして右上を前に出し、手首が上になるようひじを直角に曲げる。左手は右ひじに添えて固定する②①の位置のまま、右手首をぐるぐる回す。腕を反対に替え、反対側も同様に行なう。

4 反対側のひざの上で足首を回す
①椅子に腰かけて両ひざが直角に曲がるように座る。右足首を左膝の上に乗せる。②右足首をぐるぐる回す。③足を替えて、反対側も同様に行なう。

脳にアルファ波が出て、毎日ぐっすり眠れるようになる

現代において、不眠などの睡眠トラブルに悩んでいる人は数えきれないほどです。

こうした睡眠トラブルは、ほとんどが**自律神経のバランスの崩れからくる**症状です。

寝つきがよく、ぐっすりと深く眠ることのできる睡眠は、副交感神経が引き上げられて脳と体が十分に落ち着くことによってこそ得られるものです。

日々このCDの音楽に耳を傾けて、**副交感神経を引き上げてバランスを整える**ようにしていれば、着実に眠りの質が変わっていくことでしょう。きっと、朝起きたときの爽快感や疲れのとれ具合が違ってくるはずです。

CDの曲に脳をリラックスさせる効果があることは、実験においても確認済みです。音楽を聞きはじめると、**心身がリラックスしているときに現われるアルファ波が脳に出てくる**のです。ソファなどでゆったりくつろいで音楽を聞くのもいいですし、ふんに入って目をつぶりながら音楽に耳を傾けてみてください。

聞きながら「自分のストーリー」を作ってみよう

これまでどんな道を歩いてきて、これから先どんな道を歩んでいくのか。みなさん、音楽に合わせて自由にイメージを広げていってください。

なお、音楽でワンシーンを思い浮かべることに慣れてきたら、そのシーンをつなげてひとつのストーリーに仕立てていくのもいいと思います。音楽によって湧いてきたイメージをつなぎ合わせ、自分の物語を作っていくのです。

ストーリーを作る際に守っていただきたいのは、必ず**「自分を主人公にする」**ということ。また、あまり「頭」で考えようとせず、**流れてくるメロディー展開に合わせながら「感性」**のおもむくままにイメージを広げていくといいでしょう。

普段から"自分を投影できる音楽"を聞いていると、それに向けて**「自分が生きていくイメージ」**が整ってきます。**目指すべき人生が見えてきて、それに向けて「生きていく力」**がついてくる——ストーリー性のある音楽にはそれを引き出すだけの力があるのです。

小林弘幸（こばやし・ひろゆき）
順天堂大学医学部教授。日本体育協会公認スポーツドクター。
1960年、埼玉県生まれ。87年、順天堂大学医学部卒業。92年、同大学大学院医学研究科修了。ロンドン大学付属英国王立小児病院外科、トリニティ大学付属医学研究センター、アイルランド国立小児病院外科での勤務を経て、順天堂大学小児外科講師・助教授を歴任する。
自律神経研究の第一人者として、プロスポーツ選手、アーティスト、文化人へのコンディショニング、パフォーマンス向上指導にかかわる。

(音楽)

大矢たけはる（おおや・たけはる）
名古屋出身のシンガーソングライター。
2005年5月25日オーディションをきっかけにメジャーデビュー。自律神経を整えるシンガーソングライターとして小林弘幸教授とともに研究開発する。
また、中日ドラゴンズ選手やレーサーなど、トップアスリートの応援曲を担当。あらびき団などで知られる芸人「風船太郎」テーマ曲、パフォーマンスBGM担当。CMソング、BGM制作などの楽曲提供も数多く手掛けている。

本書のCDは、その効果に個人差があり、必ずしもすべての人の自律神経が整うものではありません。

聞くだけで
自律神経が整う
CDブック

発行日　2014年11月4日　第1刷
発行日　2015年2月24日　第13刷

著者	小林弘幸
音楽	大矢たけはる
デザイン	河南祐介（FANTAGRAPH）
イラスト	フクイヒロシ
編集協力	高橋明、正木誠一
編集担当	柿内尚文、小林英史
営業担当	菊池えりか、伊藤玲奈
営業	丸山敏生、増尾友裕、熊切絵理、石井耕平、櫻井恵子、吉村寿美子、田邊曜子、矢橋寛子、矢部愛、大村かおり、高垣真美、高垣知子、柏原由美、大原桂子、蓑浦万紀子、寺内未来子、綱脇愛
プロモーション	山田美恵、浦野稚加
編集	黒川精一、名越加奈枝、杉浦博道、舘瑞恵
編集総務	鵜飼美南子、髙山紗耶子、森山華山、高間裕子
講演事業	齋藤和佳
マネジメント	坂下毅
発行人	高橋克佳

発行所　株式会社アスコム
〒105-0002
東京都港区愛宕1-1-11　虎ノ門八束ビル
編集部　TEL：03-5425-6627
営業部　TEL：03-5425-6626　FAX：03-5425-6770

印刷・製本　株式会社廣済堂

© Hiroyuki Kobayashi,Takeharu Oya　株式会社アスコム
Printed in Japan ISBN 978-4-7762-0836-5

本書は著作権上の保護を受けています。本書の一部あるいは全部について、
株式会社アスコムから文書による許諾を得ずに、いかなる方法によっても
無断で複写することは禁じられています。

落丁本、乱丁本は、お手数ですが小社営業部までお送りください。
送料小社負担によりお取り替えいたします。定価はカバーに表示しています。

アスコムの大好評ベストセラー！

「3行日記」を書くと、なぜ健康になれるのか？

順天堂大学医学部教授
小林弘幸［著］

1日5分の健康メソッド

自律神経のバランスの乱れが**あらゆる病気の原因**だった！
自律神経を整える**最強の健康法**、それが「3行日記」です。

「3行日記」とは、
1. 今日一番失敗したこと
2. 今日一番感動したこと
3. 明日の目標

この3つを寝る前に1行ずつ書くだけ！
内容は仕事でもプライベートでもなんでもOKです。

たったそれだけのことで……
自律神経がコントロールでき、糖尿病、高血圧、肌アレ、アレルギー、便秘、がんなど、あらゆる病気を予防できます。

定価：本体1200円＋税

好評発売中！
お求めは書店で。お近くにない場合は、ブックサービス(株) ☎ **0120-29-9625** までご注文ください。
アスコム公式サイト（http://www.ascom-inc.jp/）からも、お求めになれます。